BEI GRIN MACHT SICH IHR WISSEN BEZAHLT

- Wir veröffentlichen Ihre Hausarbeit, Bachelor- und Masterarbeit

- Ihr eigenes eBook und Buch - weltweit in allen wichtigen Shops

- Verdienen Sie an jedem Verkauf

Jetzt bei www.GRIN.com hochladen und kostenlos publizieren

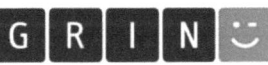

Unterrichtsentwurf zum Thema "Beratung bei Diabetes mellitus Typ 2" für die Berufsfachschule Pflege

Vivien Fankhänel

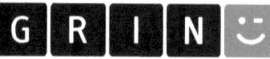

Bibliografische Information der Deutschen Nationalbibliothek:

Die Deutsche Nationalbibliothek verzeichnet diese Publikation in der Deutschen Nationalbibliografie; detaillierte bibliografische Daten sind im Internet über http://dnb.d-nb.de abrufbar.

ISBN: 9783346667915
Dieses Buch ist auch als E-Book erhältlich.

Druck und Bindung: Books on Demand GmbH, Norderstedt Germany
Gedruckt auf säurefreiem Papier aus verantwortungsvollen Quellen

Das vorliegende Werk wurde sorgfältig erarbeitet. Dennoch übernehmen Autoren und Verlag für die Richtigkeit von Angaben, Hinweisen, Links und Ratschlägen sowie eventuelle Druckfehler keine Haftung.

Das Buch bei GRIN: https://www.grin.com/document/1190558

Lernfeld 9: Gesundheitsförderung als Arbeitsfeld entdecken am Beispiel häufig auftretender Gesundheitsstörungen

Thema: Beratung von Menschen mit Diabetes mellitus hinsichtlich Ernährung, Bewegung und Blutzuckerregulierung

Fakultät Angewandte Gesundheitswissenschaften

Zentrum für Akademische Weiterbildung – Fachbereich Gesundheit

Technische Hochschule Deggendorf

Ausarbeitung Unterrichtsverlauf

Pflegepädagogik 2018, Modul: Vertiefung Fachdidaktik

Vorgelegt von

Vivien Fankhänel

Wolnzach, 20. Juli 2020

Inhaltsverzeichnis

1 Rahmenbedingungen/ Bedingungsanalyse

1.1 Institutionsbeschreibung

Das Krankenhaus   hat eine eigene Berufsfachschule für Kranken- und Kinderkrankenpflege. Diese befindet sich auf dem Gelände des Klinikums. Die Berufsfachschule bietet unter anderem die dreijährige Ausbildung zur staatlich geprüften Pflegefachfrau/ Pflegefachmann an. Ausbildungsstart ist immer sowohl zum 1. April als auch zum 1. September ab 2021 möglich. Im Jahr 2020 beginnt die Ausbildung ausschließlich am 1. September. Pro Ausbildungsbeginn starten drei Klassen á 30 Auszubildende. Es gibt auch Auszubildende die die Möglichkeit des ausbildungsintegrierten Studiengangs Pflege dual an der   nutzen.

Das Team der Berufsfachschule besteht aus 28 Lehrerinnen für Pflegeberufe bzw. Gesundheits- und Pflegepädagogen und zwei männlichen Lehrkräften. Zusätzlich sind zwei SekretärInnen beschäftigt, die sich mit den organisatorischen Aufgaben der Schule befassen. Im Schulgebäude befindet sich ebenfalls die Schule für operationstechnische AssistentInnen und das Bildungs- und Fortbildungszentrum.

In der Krankenpflegeschule gibt es vier Klassenräume, zwei praktische Unterrichtsräume, eine Bibliothek und ein Lehrerzimmer. Die Klassenräume sind jeweils mit einer Tafel, einem Beamer und einem Computer ausgestattet. Für alle Lehrkräfte stehen vier Pinnwände, zwei Flipchart-Ständer und ein Overheadprojektor zur Verfügung. Größere Unterrichtsräume können durch eine Trennwand geteilt werden. Diese Möglichkeit nutzen die Pädagoginnen und Pädagogen der Krankenpflegeschule für Gruppen- und Partnerarbeiten. Für die Durchführung von Gruppenarbeiten bedarf es, aufgrund der wenigen Unterrichtsräume, einer gründlichen Vorausplanung und einer Absprache im Lehrerkollegium.

Zusätzlich befindet sich ein Skills Lab in der Krankenpflegeschule für den Theorie- und Praxis-Transfer. Die zentrale Praxisanleitung der   hat ebenso für die Begleitung der praktischen Ausbildung einen eigenen Praxisraum im Krankenhaus.

Die Berufsfachschule der   steht in engem Kontakt mit den vier zentralen Praxisanleiterinnen in der   , sowie auch den vier Praxisanleiterinnen in der   . Aktuell wird gemeinsam mit Zuständigen der Berufsfachschule und den jeweils vier zentralen Praxisanleiterinnen, beider Krankenhäuser, das theoretische und praktische Curriculum für die generalistische Ausbildung ab September 2020 gemeinsam erarbeitet.

1.2   Beschreibung der Lerngruppe

Zur Klasse gehören 30 Lernende in der generalistischen Ausbildung zum/ zur staatlich geprüften Pflegefachfrau/ Pflegefachmann, von denen neun männlich und 21 weiblich sind. Die Auszubildenden haben alle einen Arbeitsvertrag mit den Krankenhäusern   (Pflichteinsatz in der pädiatrischen Versorgung) und   (Pflichteinsatz in der psychiatrischen Versorgung) abgeschlossen. Drei von ihnen absolvieren nebenbei den Studiengang Pflege dual an der   . Die Lernenden sind zwischen 16 und 25 Jahren. Folgende Schulabschlüsse sind vertreten: die mittlere Reife, das Abitur und das Fachabitur.

Die Gruppe befindet sich zum Zeitpunkt des geplanten Unterrichts im dritten Theorieblock des ersten Ausbildungsjahres. Für zwei Lernende ist es die zweite Ausbildung, eine hat die Ausbildung zur Medizinischen Fachangestellten abgeschlossen und die zweite ist Krankenpflegehelferin. Dadurch besteht bei beiden ein Bezug zum Inhalt durch die Erstausbildung.

Alle beherrschen die deutsche Sprache, wodurch es zu keinen Sprach- und Verständigungsschwierigkeiten kommt. Der Lehrende wird von den Auszubildenden in der Sie-Form angesprochen, die Lernenden duzen sich untereinander. Der Lehrer/ die Lehrerin spricht die Auszubilden mit ihren Nachnamen an.

Die Gruppe ist nach einer anfänglichen Findungsphase jetzt in der Arbeitsphase angekommen. Im Unterricht sind drei Auszubildende durch ihre mündliche Beteiligung am Unterricht sehr aktiv. Vier Auszubildende wirken sehr unauffällig und nehmen an Diskussionen und Gruppengesprächen kaum teil. Durch eine gezielte Ansprache und einem entsprechend methodischen Vorgehen können auch diese Auszubildenden in den Unterricht mit einbezogen werden.

In der Klasse wurden bis jetzt Einzel-, Partner- und Gruppenarbeiten als auch klassischer Frontalunterricht durchgeführt. Im fachpraktischen Unterricht wurden ihnen Pflegetechniken gezeigt und dann in Kleingruppen sowie in Einzel- und Partnerarbeit selbstständig geübt.

Die Auszubildenden konnten bereits die ersten Erfahrungen zum Thema Diabetes, Ernährung, Insulin und Bewegung in ihren praktischen Einsätzen sammeln. Einige Lernende haben ein breiteres Vorwissen aufgrund von Diabetiker im eigenen Familien- und Freundeskreis. Da das bereits bestehende Fachwissen jedoch nicht unbedingt korrekt sein muss, muss es möglicherweise während des Unterrichts korrigiert werden.

1.3 Interesse, Bezug zum Thema

Im Stationsalltag ist Diabetes mellitus eine Erkrankung von vielen anderen chronischen Erkrankungen und ist meistens nicht der Hauptgrund, weshalb PatientInnen stationär behandelt werden müssen. Das bedeutet, es spielen Begleit- und Folgeerkrankungen eine wichtige Rolle. Hier wird deutlich, dass Diabetes nicht nur eine weit verbreitete chronische Erkrankung ist, sondern auch ein sehr komplexes Krankheitsbild darstellt. Im Rahmen ihrer Ausbildung werden die Lernenden zu unterschiedlichen Zeitpunkten und in verschiedenen Kontexten mit der Erkrankung konfrontiert werden. Vor allem im ambulanten, aber auch im akut stationären Bereich stehen die Lernenden künftig vor der Aufgabe PatientInnen und ihre Angehörige zum Thema Diabetes mellitus zu beraten.

Die Betroffenen können weitgehend ein normales Leben führen, jedoch fordert die Erkrankung einen strukturierten Tagesablauf mit regelmäßiger Einnahme von Insulin in verschiedenen Applikationsformen. Darüber hinaus ist das Einhalten der empfohlenen Diät von sehr großer Bedeutung, um Blutzuckerentgleisungen und Folgeerkrankungen zu vermeiden.

Der Bezug zum Thema dürfte für die Lernenden ein unterschiedliches Interesse wecken. Die Auszubildenden mit Diabetikern im eigenen privaten Umfeld dürften mehr Aufmerksamkeit zeigen, als Lernenden mit noch wenig Erfahrung mit dem Thema. Wichtig ist es, dass die Auszubildenden im Verlauf des Lernfeldes die Bedeutung von Gesundheitsförderung als Aufgabenbereich des Pflegeberufes erkennen und Handlungsfelder identifizieren können. Diabetes mellitus steht in dieser Unterrichtseinheit exemplarisch für chronische Erkrankung. Nach dem Unterricht können die Auszubildenden Beratungsdefizite erkennen, Beratungsschwerpunkte festlegen und eine Beratung nicht nur in Bezug auf Diabetes mellitus, sondern auch auf andere chronische Erkrankungen, durchführen.

1.4 Ihre Beziehung zur Gruppe

Die Lehrende kennt zum Teil die Lernenden aus der praktischen Ausbildung. Hier finden ab und an praktische Begleitungen, aber vor allem Reflexionsrunden nach Praxiseinsätzen oder Lernzirkel in Kleingruppen statt. Die Beziehung zwischen Auszubildenden und Praxisanleitern ist in diesen Situationen immer sehr offen und ehrlich; Wünsche und Probleme werden angesprochen, diskutiert und nach Lösungen gesucht. Unklarheiten zwischen Theorie und Praxis werden geklärt, um für ein besseres Verständnis bei den Lernenden zu sorgen.

Da die vier Praxisanleiter auf die unterschiedlichen Stationen aufgeteilt sind, lernt nicht jeder Praxisanleiter alle Auszubildenden kennen. Die zentrale Praxisanleitung sieht die Lernenden in ihrem Bereich nur kein- bzw. einmal während des praktischen Einsatzes. Dadurch ist der Beziehungsaufbau in der Praxis gegenüber einer Klassenleitung in der Berufsfachschule etwas schwieriger.

1.5 Einordnung in Lehrplan und Curriculum

Die Krankenpflegeschule   unterrichtet aktuell nach dem Konzept zum Schulversuch „Generalistische Pflegeausbildung mit beruflichem Schwerpunkt" in Bayern von April 2012. Das Thema *Beratung von Menschen mit Diabetes mellitus hinsichtlich Ernährung, Bewegung und Blutzuckerregulierung* ist im Lernfeld 9 „Gesundheitsförderung als Arbeitsfeld entdecken am Beispiel häufig auftretender Gesundheitsstörungen" am Ende des 2. Ausbildungsjahr geplant.

Im Lehrplan sind folgende Zielformulierungen zum gewählten Unterrichtsthema aufgeführt:

- Die Schülerinnen und Schüler erkennen Gesundheitsförderung als Aufgabenbereich des Pflegeberufs und identifizieren entsprechende Handlungsfelder.

- Die physiologischen Auswirkungen des Bewegungs- und Ernährungsverhaltens und der Lebensverhältnisse auf die ihnen bisher bekannten Organsysteme sowie auf das endokrine System sind ihnen bewusst.

- Sie differenzieren zwischen Information, Anleitung, Schulung und ergebnisoffener Beratung und vermitteln gesundheitsbezogene Informationen im Interesse von Gesundheitsförderung und Prävention bezogen auf typische, weit verbreitete Zivilisationserkrankungen (Konzept zum Schulversuch. Generalistische Pflegeausbildung mit beruflichem Schwerpunkt in Bayern, 2012, S. 31).

Der Gesamtstundenumfang dieses Lernfeldes beträgt im 2. Ausbildungsjahr insgesamt 120 Stunden+ Altenpflege 0h/ Gesundheits- und Krankenpflege 0h/ Gesundheits- und

Kinderkrankenpflege 0h. Aus diesen Stunden wurden 18h zum Thema Diabetes, Ernährung, Bewegung und Beratung gewählt.

1.6 Kontextuierung der Lernsituation im Lernfeld

Die Thematiken der Gesundheitsförderung, Prävention, Beratung und Anleitung sowie chronische Erkrankungen werden auch in anderen Lernfeldern im 3. Ausbildungsjahr thematisiert:

3. Ausbildungsjahr:

- Lernfeld 1: Besonderheiten chronischer Erkrankungen bei pflegerischen Maßnahmen berücksichtigen
- Lernfeld 1: Bei der Eingliederung in das alltägliche Leben mitwirken.

Die Lernenden haben im Verlauf ihrer Ausbildung immer wieder Berührungspunkte mit Gesundheitsförderung und Prävention, sowie chronischen Erkrankungen und der dazugehörigen Beratungsnotwendigkeit. Die Auszubildenden müssen den Beratungs- und Anleitungsbedarf im pflegerischen Berufsfeld erkennen können. Dazu ist es wichtig die Erkrankung Diabetes mellitus aus verschiedenen Blickwinkeln, zur Exemplarität für andere chronische Erkrankungen, im Unterricht zu beleuchten.

1.7 Unmittelbar vorausgegangene Lernsituationen

Die geplante Unterrichtseinheit findet am Ende vom Themenkomplex 3 „Compliance & Beratung" in der 17. und 18. Unterrichtseinheit statt. Zu diesem Zeitpunkt sind in den vorhergehenden Unterrichtseinheiten „Grundlagen" und „Diabetes, Ernährung und Bewegung" schon vollständig abgeschlossen. In dieser Unterrichtseinheit wird eine kurze Wiederholung zum Thema Beratungsgespräch durchgeführt und anschließend sollen die Auszubildenden das bereits erlernte Wissen in Form eines Rollenspiels anwenden.

Im *Themenkomplex 1* haben die Auszubildenden Grundlagenwissen zum Begriff Diabetes und dem metabolischen Syndrom, die Wirkweise und Applikationsformen von Insulin, Spätfolgen und die Glucose-Verbrennung bei körperlicher Bewegung inklusive Berechnung von Broteinheiten (BE) erlernt. Des Weiteren kennen die Lernenden entsprechend geeignete Sportarten für Menschen mit Blutzuckererkrankung.

Das erlernte Wissen wurde dann im *Themenkomplex 2* mit Wissen über die Nährstoffe und den menschlichen Bedarf kombiniert. Die Lernenden können nun den Zusammenhang zwischen Ernährung, Bewegung und Blutzuckerregulierung, mögliche Folgen und den Stellenwert der Einhaltung der empfohlenen Diät und entsprechende pflegerische Maßnahmen ableiten. Themen werden in diesem Lernfeld immer wieder miteinander verknüpft, dies ist notwendig um die Komplexität der Thematik verstehen zu können. Bekanntermaßen kann eine umfassende Beratung nur dann erfolgen, wenn die Lernenden das Wissen verinnerlicht haben und verschiedene Aspekte miteinander in Verbindung setzen können.

Im *Themenkomplex 3* wurden die Themen „Compliance und Bewältigungsstrategien" besprochen. Hier wurden unterschiedliche Beratungsangebote, Beratungsgrundsätze abgeleitet und der Ablauf eines Beratungsgespräches thematisiert. Dies dient als Grundlage für die letzten beiden Stunden in diesem Themenkomplex. Hier sollen die Lernenden das erlernte Wissen kurz wiederholen und anschließend in einem Rollenspiel anwenden. Dazu bekommen die Auszubildenden zwei Fallbeispiele, die sie nacheinander in einer beratenden und einer ratsuchenden Position für ihr Rollenspiel nutzen. Nach dem Rollenspiel des ersten Partners soll es eine kurze Reflexion geben, anschließend tauschen die Auszubildenden die Rollen, sodass jeder Lernenden eine Beratung gegeben hat und einmal in der Position des ratsuchenden PatientIn war.

Verortung der Unterrichtsstunde:

Unterrichtseinheit	Zeit	Inhalte	Themenkomplex
13. + 14. UE	45 Min	• Definition Compliance/ Coping • Bewältigungsstrategien bei chronischen Erkrankungen	
	45 Min	• Kommunikationsmodelle	3:

15. + 16. UE	90 Min	• kurze Wdh.: Kommunikationsmodelle
		• Beratungsgespräche führen:
		  ➢ Beratungsgrundsätze
		  ➢ Beratungsbedarf erheben
		  ➢ Beratungsgespräch führen
			Compliance & Beratung

17. + 18. UE	90 Min	• Wdh.: Beratungsgespräch, Vorbereitung auf Rollenspiel • Rollenspiel: Beratungsaspekt bei Diabetes mellitus erheben und Beratung durchführen • Evaluation der Beratung	

2 Erläuterung des Themas in seinem fachwissenschaftlichen Zusammenhang

Vor 50 Jahren war Diabetes noch ein Randphänomen und heute spielt die Krankheit eine große Rolle in Gesundheit, Politik und Wirtschaft. Derzeit sind etwa 7,5 Millionen Menschen in Deutschland betroffen (Deutsche Diabetes Gesellschaft, 2019, S. 9). Nach Schätzungen der International Diabetes Federation (IDF) gab es im Jahr 2015 ca. 415 Millionen PatientInnen mit Diabeteserkrankung weltweit und für das Jahr 2040 wird der Anstieg auf 642 Millionen Erkrankte geschätzt. Am Deutschen Diabetes Zentrum (2019) errechneten die Wissenschaftler durch die steigende Lebenserwartung eine Zunahme der Diabeteserkrankten um 53% (ca. 10,7 bis 12,3 Mio. Menschen) bis zum Jahr 2040 in Deutschland. Somit ist Diabetes eine weitverbreitete Erkrankung.

Es gibt verschiedene Formen. Der Typ-I-Diabetes tritt hauptsächlich bei Kindern und Jugendlichen auf und beruht auf der Zerstörung von insulin-produzierenden Zellen, die durch Autoimmunität induziert wird. Typ-II-Diabetes (auch Altersdiabetes) dominiert bei Erwachsenen. Die meisten Patienten sind über 65 Jahre und leiden oft unter den Komorbiditäten und Komplikationen. Jedes Jahr gibt es mehr als 500.000 neue Fälle. Diabetes wandelt sich im Laufe der Jahre von einer anfänglich reinen Stoffwechselerkrankung zu einer zu einem multimorbiden Krankheitsbild von dem das Herz, die Augen, die Nieren und die Nerven betroffen sein können. Weil Diabetes sehr häufig Einfluss auf die Regulierung von Kreislauferkrankungen nimmt, kann dies Konsequenzen auf fast jede Organfunktion haben (Deutsche Diabetes Gesellschaft, 2020, S. 6-8).

Dies führt zu zwei wichtigen Aktionsbereichen im Handlungsfeld der Diabetologie: Erstens müssen präventive Maßnahmen verbessert werden, um die Zahl der Neuerkrankten mit Diabetes zu reduzieren. Auf der anderen Seite ist es wichtig in der Zukunft eine qualitativ hochwertige Versorgung durch immer mehr auftretende Diabetesdiagnosestellungen zu sichern. Beide Felder müssen eine Unterstützung durch Grundlagenforschung, klinische Forschung und Forschung im Gesundheitswesen erfahren (Deutsche Diabetes Gesellschaft, 2020, S. 6).

Die Risikofaktoren an Diabetes zu erkranken sind zwar bekannt, jedoch ernähren sich die meisten Bundesbürger nicht richtig. Gründe hierfür sind, dass Kinder und Jugendliche die Nahrungsmittelzubereitung häufig nicht miterleben oder Mahlzeiten nicht mehr so häufig im Kreise der Familie gemeinsam eingenommen werden. Die Kinder lernen häufig, dass sie sich keine Pausenbrote für die Schule machen, sondern jeden Tag in der Cafeteria oder beim Bäcker fertige Lebensmittel kaufen können. Dass Kinder sich vor allen Dingen das kaufen worauf sie Appetit haben, ist nachvollziehbar. Übergewichtige und adipöse Kinder haben ein stark erhöhtes Risiko an Diabetes zu erkranken und können so zukünftig die PatientInnen der professionellen Pflege darstellen. Darüber hinaus besteht ebenso das Risiko durch Folgeerkrankung, die dazugehörige Therapie und dem damit einhergehenden beruflichen Ausfall nicht nur sich selbst, sondern auch der Gesellschaft einen finanziellen Schaden zuzufügen.

„Auch, wenn das Ernährungsbewusstsein der Deutschen gewachsen ist, wissen dennoch viele nicht, welche Gesundmacher in unserer Nahrung stecken und welche Bausteine uns die notwendige Energie liefern" (Bundesgesundheitsministerium, 2016, S. 42). Präventive Maßnahmen, die die Bevölkerung vor Risiken von Diabetes mellitus schützt oder sogar Kindern und Jugendlichen die Gefahren einer unausgewogenen Ernährung näherbringt, findet man eher selten. Selbsthilfegruppen und Organisationen sind in der Gesellschaft wenig präsent.

Die Pflegeberatung von Diabetes-Patienten ist ein wichtiger Bestandteil der Versorgung von älteren Menschen. Dies stellt hohe Anforderungen an die Pflegefachkräfte, da häufig von Anfang an eine Beratung erforderlich ist und das Pflegepersonal in der Lage sein muss ihr diabetologisches Fachwissen situationsgerecht einzusetzen (Hodeck, Heitel, Uhlig, Carstensen, Schulze, Reuber-Menze, Vosseler, Assenheimer, Bahrmann, Ratzmann, Fanghänel, Pannek, Hartmann-Eisele, Woltmann, Övermöhle, Althaus, 2014, S.153).

3 Didaktische und methodische Strukturierung

3.1 Inhaltliche Überlegungen und Entscheidungen

In der geplanten Unterrichtseinheit habe ich mich für die Durchführung von Rollenspielen mit Perspektivwechsel entschieden. Hierbei bewältigen die Auszubildenden Entscheidungssituationen durch spielerisches Handeln. Sie nehmen in der Unterrichtseinheit zwei vorgegebene Rollen ein, bei denen die Spielenden verschiedene Standpunkte vertreten. In einer anschließenden Reflexion werden die im Rollenspiel erlebten Inhalte noch einmal diskutiert und aufgearbeitet. Die Methode des Rollenspiels wird genutzt, um bereits erlerntes Wissen aktivierend umzusetzen.

Es wurden zwei verschieden Charaktere gewählt, die Pflegekraft und den/ die PatientIn, die in beiden Szenen jeweils im Mittelpunkt stehen.

Im Anschluss wird es eine abschließende Reflexion im Plenum geben. Hier können die Auszubildenden beschreiben, wie sie sich in den einzelnen Rollen gefühlt haben. Mit Hilfe der anderen Mitschüler können Konsequenzen für den Alltag entwickelt und mögliche Verhaltensweisen und Regeln in Beratungssituationen abgeleitet werden.

3.2 Pflegeprozess

Der Pflegeprozess nach Fiechter und Meier 1981 ist ein wichtiger Baustein der professionellen Pflege und Kernbestandteil dieser Arbeit. Er ermöglicht es Pflege systematisch zu planen und durchzuführen. Der Pflegeprozess wird zur Lösung von Problemen genutzt, passt sich den wissenschaftlichen Erkenntnissen an und unterliegt stetigen Veränderungen. Maßnahmen, die für den Patienten geplant und durchgeführt wurden, werden anhand des Ergebnisses überprüft und bei nicht einsetzendem Ergebnis der gesamte Prozess neu evaluiert und gegebenenfalls neue Maßnahmen eruiert.

Der Pflegeprozess umfasst die sechs Schritte:

- Informationssammlung
- Erkennen von Problemen und Ressourcen
- Festlegen der Pflegeziele
- Planung der Pflegemaßnahmen
- Durchführung der Pflege
- Beurteilung und Wirkung der Pflege (Fiechter, Meier, 1998).

Die einzelnen Schritte des Pflegeprozesses lassen sich auf den Beratungsprozess übertragen. Die Pflegefachkraft erkennt den Beratungsbedarf beim Patienten sowie Wissenslücken und

Unsicherheiten. In der Informationssammlung müssen konkrete Fragen, Anliegen, Ängste, und welches Wissen der/ die PatientIn hat, aufgedeckt werden. Erst dann können im zweiten Schritt die bestehenden Probleme und Ressourcen analysiert und anschließend gemeinsame Ziele festgelegt werden. Die Pflegefachkraft sollte einschätzen können, wie viele Informationen der/die PatientIn aufnehmen kann ohne überfordert zu werden. Nach der Beratung sollte eine Reflektion erfolgen in der die erklärten Inhalte hinsichtlich der Wirkung analysiert werden. Je nach Wirkung muss jedoch ein Rückschritt zum zweiten Punkt des Pflegeprozesses erfolgen, da sich im Gespräch eventuell neue Probleme oder Ressourcen ergeben, die berücksichtigt werden müssen.

3.3 Didaktische Analyse nach Klafki

3.3.1 Gegenwartsbedeutung

Wie in Kapitel 3.1 bereits deutlich dargestellt, sind derzeit ca. sieben Millionen Menschen an Diabetes erkrankt, so hoch wie weltweit für das Jahr 2030 erwartet wurde. Täglich kommen die Auszubildenden in ihrem beruflichen Umfeld mit Menschen, die an Diabetes erkrankt sind, in Berührung.

Die Auszubildenden wachsen in einer Überflussgesellschaft auf; ihre Hauptnahrungsmittel seit ihrer Kindheit sind zum Großteil Fleisch und Fast Food. Die gesellschaftlichen und ökologischen Folgen haben sie vermutlich nicht im Blick. Sie befinden sich in der Phase, wo das Thema gesunde Ernährung und die Gefahr eine chronische Erkrankung zu bekommen keine große Rolle spielt. Für sie spielen Schnelllebigkeit, Coolness, Outfits und somit ihr Selbstbild eine wichtige Rolle.

3.3.2 Zukunftsbedeutung

Wie bereits oben erwähnt ist die Prävalenz von Diabetes mellitus in Deutschland bereits heute so hoch wie sie weltweit 2030 erwartet wird. Dadurch ergibt sich eine hohe Zukunftsbedeutung für alle Pflegeberufe, zumal auch in Deutschland mit einem weiteren Anstieg der Neuerkrankungen zu rechnen ist. Darüber hinaus ist auch der Anstieg der Diabetes-Typ-2-Risikogruppe durch den demografischen Wandel zu erwarten.

Somit wird Beratung und Anleitung in Hinblick auf Ernährung und Bewegung für die Auszubildenden in allen Gesundheitsberufen eine wichtige Aufgabe sein, z. B. im Bereich von chronischen Erkrankungen, wie Herz-Kreislauf-Erkrankungen, Rheuma, Diabetes und Adipositas.

Außerdem werden alle Auszubildenden im Hinblick auf ihre eigene Ernährung und die ihrer Familien oder Wohngemeinschaften sensibilisiert.

3.3.3 Thematische Strukturierung

Im Voraus haben die Auszubildende Grundlagenwissen zum Begriff Diabetes und dem metabolischen Syndrom, die Wirkweise und Applikationsformen von Insulin, Spätfolgen und die Glucose-Verbrennung bei körperlicher Bewegung inklusive Berechnung von Broteinheiten (BE) erlernt. Erweitert wurden diese Grundlagen mit den notwendigen Nährstoffen, Spurenelementen und Enzymen für den menschlichen Körper in Bezug auf Ernährung, Bewegung und Blutzuckerregulierung sowie mögliche Folgen von schlechten Ernährungsgewohnheiten. Die Auszubildenden haben Kommunikationsmodelle und den Ablauf von Beratungsgesprächen kennengelernt. Sie sollen in der geplanten Unterrichtseinheit in wechselnder Perspektive des Beratenden und des Ratsuchenden eine Beratung von Diabetes mellitus PatientInnen im Hinblick auf Ernährung, Bewegung oder Blutzuckerregulierung üben und sich gegenseitig reflektieren.

3.3.4 Exemplarische Bedeutung

Das Thema Diabetes mellitus steht exemplarisch für alle chronischen Erkrankungen, da ein Beratungsbedarf vor allem zu Beginn jeder chronischen Erkrankung im Mittelpunkt steht. Das Krankheitsbild wurde gewählt, da die Auszubildenden künftig mit vielen diabeteskranken Menschen in ihrem Berufsfeld der professionellen Pflege arbeiten und als Ansprechpartner für PatientInnen und deren Angehörige tätig sein werden.

3.3.5 Zugänglichkeit

Der Einsatz eines Rollenspiels wurde gewählt, um die Auszubildenden für das Thema zu begeistern, ihr Interesse zu wecken und sie zu aktivieren. Durch den Perspektivwechsel, den die Auszubildenden im Rollenspiel erleben werden, wird ihnen die Möglichkeit geboten zum einen ihre zukünftige Rolle aus Pflegefachkraft einzunehmen, aber auch einmal ihre Rolle zu verlassen und in die Rolle der/des PatientIn hineinzuschlüpfen. Dies kann einen großen Erkenntnisgewinn liefern.

3.4 Selbstpflege-Defizit-Theorie nach Dorothea Orem

Dorothea Orem entwickelte und formulierte in dem Teilkonzept, Selbstpflege-Defizit-Theorie, Gründe dafür, warum Menschen Pflege benötigen. Mit der Entwicklung der Theorie strebt sie eine Professionalisierung der beruflichen Pflege an. Der Ursprung ihrer Theorie bezieht sich auf drei grundlegende Fragen: „Was tun Pflegekräfte und was sollten sie tun?", „Warum tun sie es?" und „Was ist das Ergebnis ihres Tuns?" (Fawcett, 1998, S.282).

11

Sie geht hierbei davon aus, dass jeder Mensch das Verlangen und die Möglichkeit hat, seine menschlichen Bedürfnisse (Selbstpflegebedarf) allein zu befriedigen; also über Selbstpflegefähigkeit verfügt. Dies setzt einen gewissen Grad an physiologischen und kognitivem Funktionieren voraus (Evers G.C.M., 1998, S.106). Selbstpflege umfasst gelernte, zielorientierte Aktivitäten, die Menschen ausführen können, um Wohlbefinden, Gesundheit oder allgemein das Funktionieren im Alltag zu sichern. Hierbei kommt es darauf an, dass jedes Individuum in der Lage ist zu erkennen wann Maßnahmen der Selbstpflege erforderlich werden und welche Maßnahmen zur Erfüllung der entsprechenden Pflegebedürfnisse notwendig sind (Fawcett, 1998, S.298). Ist der Bedarf zur Erfüllung der individuellen Bedürfnisse zu groß und kann durch die eigene Person oder die Bezugsperson nicht mehr kompensiert werden oder kommt eine neue Erkrankung im Leben dazu, dann entsteht ein Selbstpflege-Defizit. Dieses Defizit bedarf der professionellen Pflege. Pflegefachkräfte haben nun die Aufgabe diesen Verlust der Selbstpflege durch Information, Anleitung und Beratung aufzuwiegen oder gar zu beseitigen (Schaeffer, Moers, Steppe, Meleis, 2008, S.85ff). Einer Pflegefachkraft muss bewusst sein, dass bei jedem einzelnen Menschen ein situativer Selbstpflegebedarf herrscht. Dieser Selbstpflegebedarf strebt den Erhalt oder die Wiederherstellung von größtmöglicher Gesundheit und Wohlbefinden an.

Eine grundlegende Aufgabe von Pflegefachkräften ist es, Menschen in ihren Pflegebedürfnissen zu unterstützen und entsprechende Maßnahmen ableiten zu können. Pflegefachkräfte besitzen die Erfahrung und die Kompetenz einen Grundstein in Beratungs- und Anleitungssituationen zu legen, aber auch immer wieder zu prüfen, ob die Maßnahmen den Bedürfnissen noch gerecht werden bzw. ob sich Bedürfnisse eventuell geändert haben (Dennis, 2001, S.15). Zu jeder Zeit muss gemeinsam mit dem PatientInnen evaluiert werden, ob Erfordernisse bearbeitet, behoben oder kompensiert werden können. Die Kompetenzförderung findet immer durch Wissensvermittlung, Anleitung bei der Durchführung oder Entwicklung von Fähigkeiten und Fertigkeiten statt. Die Pflegenden ermitteln den Pflegebedarf gemeinsam mit den Betroffenen, um sein Selbstpflegedefizit auszugleichen.

3.5 Stundenlernziele

Zielsetzung der Unterrichtseinheit

Auszubildende ...

- planen und führen ein Beratungsgespräch zum Thema Diabetes mellitus hinsichtlich Ernährung oder Bewegung oder Blutzuckerregulierung durch.
- stärken ihre Interaktion und erweitern ihre sozial-kommunikative Kompetenz.
- können die Stufen der Beratung für jeweils unterschiedliche Beratungssituationen individuell planen.
- sammeln Probleme bei der Beratungstätigkeit und suchen nach gemeinsamen Lösungsmöglichkeiten für ihren pflegerischen Alltag.

fachliche Kompetenz

Auszubildende ...

- finden Argumente und Beratungsaspekte.
- haben ein entsprechendes Grundwissen für eine Beratung und können dies entsprechend einsetzen.
- halten sich an das Ablaufschema von Beratungsgesprächen.

sozial-kommunikative Kompetenz

Auszubildende ...

- führen ein Rollenspiel in einer 2er Gruppe durch.
- tauschen Informationen in einer Gruppe aus.
- können ihre Meinung offen äußern.
- können Lob, Kritik und Anregungen anderen gegenüber äußern und auch selber annehmen.

methodische Kompetenz

Auszubildende ...

- können sich in eine zu spielende Rolle in kurzer Zeit einarbeiten.
- finden gute Argumente und Beratungsaspekte und können diese mit PatientIn aushandeln.

persönliche Kompetenz

Auszubildende ...

- können sich in eine fremde Argumentation einfühlen (Zuhören können, ausreden lassen, sachlich bleiben, ...).
- überdenken und erarbeiten ihre eigene Haltung.

13

4 Der Unterrichtsverlauf

Lerngruppe: Auszubildende 1. Ausbildungsjahr, 30 TeilnehmerInnen

Altersgruppe: zwischen 18 und 25 Jahren

Bildungsart: Unterrichtsinhalt in der Pflegeausbildung (verpflichtend für alle Teilnehmer)

Thema der Einheit: Beratung von Menschen mit Diabetes mellitus hinsichtlich Ernährung, Bewegung und Blutzuckerregulierung

Dauer: 08:00 – 9:30 Uhr (90 Minuten)

4.1 Tabellarischer Verlauf

Zeit	Unterrichtsphase	Geplante Arbeitsschritte des Lehrenden	Geplante Arbeitsschritte der Lernenden	Methode/ Sozialform	Medien	didaktischer Kommentar
10 Min	Einstieg	• Begrüßung der Auszubildenden • Kurzes Erläutern des Stundenablaufs und der folgenden Aufgabenstellung	Auszubildende hören zu und stellen ggf. Rückfragen	Lehrervortrag im Plenum		Zum Thema hinführen, Auszubildende wissen, was auf sie zu kommt (Orientierung), Neugier und Interesse wecken
		• Aufteilen der Auszubildenden in 2 Gruppen	Auszubildenden teilen sich für Rollenspiele auf (jeweils 2 Auszubildende)			Zweiter Raum notwendig
20 Min	Erarbeitung	• Ankündigung: Lesen der ersten Fallsituation	Auszubildende lesen gemeinsam erstes Fallbeispiel in ihrer 2-er Gruppe	Partnerarbeit	Fallbeispiel: Frau Meier	

Zeit	Phase	Ablauf	Beschreibung	Methode	Material	Anmerkungen
		• Ankündigung; Durchführung erstes Beratungsgespräch	Lernende führen zu zweit Rollenspiel durch	Rollenspiel		Auszubildende wählen einen Beratungsaspekt aus: Ernährung oder Bewegung oder Blutzuckerregulierung, Lehrkraft steht zur Unterstützung bei Fragen zur Verfügung
5 Min	Zwischen-sicherung	• Ankündigung; kurze Reflexion des Rollenspiels mit dem Partner	Auszubildende reflektieren zu zweit das erste Rollenspiel	Reflexion		Ratsuchender gibt Beratendem kurze Rückmeldung zu Beratungsinhalten
2 Min		• Ankündigung; Rollentausch	Auszubildende tauschen die Rollen (Ratsuchender → Berater, Berater → Ratsuchender)			
20 Min	Erarbeitung	• Ankündigung; Lesen zweite Fallsituation • Ankündigung; zweites Beratungsgespräch	Auszubildende lesen gemeinsam zweites Fallbeispiel Lernende führen zu zweit das Rollenspiel durch	Partnerarbeit/ Rollenspiel	Fallbeispiel: Herr Berger	Auszubildende wählen einen Beratungsaspekt aus: Ernährung oder Bewegung oder Blutzuckerregulierung, Lehrkraft steht zur Unterstützung bei Fragen zur Verfügung
5 Min	Zwischen-sicherung	• Ankündigung; kurze Reflexion des Rollenspiels mit dem Partner	Auszubildende reflektieren zu zweit das zweite Rollenspiel	Partnerarbeit		Ratsuchender gibt Beratendem kurze Rückmeldung zu Beratungsinhalten
20 Min	Ergebnis-sicherung	• Ankündigung; Ende der Reflexion	Lernende treffen sich alle wieder in einem Klassenraum	Schülervorträge im Plenum		

				Flipchart, Edding	Ergebnissicherung auf Flipchart, Fragen auf Flipchart
		• Moderation der gemeinsamen Reflexion mit allen Auszubildenden und Fragestellung: Wie haben sie sich in den einzelnen Rollen gefühlt? Wo gab es Schwierigkeiten? Was war gut? Welche Konsequenzen leiten sie für ihren beruflichen Alltag dadurch ab?	Auszubildende tragen die Reflexionsergebnisse zusammen	Fragen, Plenumsdiskussion	
8 Min	Abschluss	Ausblick auf die nächsten Unterrichtseinheiten, Verabschiedung		Lehrervortrag	

4.2 Methodische Begründung der Verlaufsplanung

Nach der Begrüßung zur Unterrichtseinheit werden die Ziele und der Unterrichtsablaufplan zum Thema „Beratung von Diabetes mellitus Patienten hinsichtlich Ernährung, Bewegung und Blutzuckerregulierung" vorgestellt. Hiermit soll den Lernenden eine Orientierung für die nächsten 90 Minuten gegeben werden.

Nach dem Einstieg sollen sich die Auszubildenden in Gruppen teilen, sodass sich jeweils zwei Auszubildende für das Rollenspiel in einer Kleingruppe zusammenfinden. Sie sollen sich überlegen, wer als erstes der Ratsuchende und der Berater sein wird. Die Lehrkraft teilt jeweils zwei Fallbeispiel an die Gruppen aus. Die beiden Fallbeispiele sollen den Auszubildenden helfen sich für einen patientenorientierten Beratungsaspekt zu entscheiden. Die Auszubildenden bekommen die Aufgabe zusammen das erste Fallbeispiel gemeinsam zu lesen und Unklarheiten in der Paararbeit zu klären. Das Fallbeispiel stellt einen direkten Bezug zur Praxis dar und die Lernenden können dadurch die theoretisch erlernten Grundlagen mit ihrem praktischen Berufsalltag verknüpfen.

In dieser Unterrichtseinheit entscheiden sie sich erst einmal für einen Beratungsaspekt, entweder Ernährung oder Bewegung oder Blutzuckerregulierung. Im nächsten Ausbildungsjahr sollen die Auszubildenden in der Lage sein eine umfassende Beratung mit Hilfsmitteln und methodisch aufgearbeiteten Inhalten durchführen zu können. Die geplante Unterrichtseinheit soll erst einmal dazu dienen das erlernte Wissen zu einem kleinen Themenaspekt umzusetzen, als Vorbereitung für sich weiter steigernde spiralförmige Beratungsthemen im weiteren Verlauf der Ausbildung. Aus diesem Grund wird es keine Beobachterroller in dieser Unterrichtseinheit geben. Die Auszubildenden setzen sich das erste Mal mit dem Thema Beratung auseinander und versuchen dies umzusetzen.

Nach dem Lesen des Fallbeispiels hat der beratende Auszubildende 20 Minuten Zeit den/die ratsuchende/n Auszubildende/n zu einem gewählten Thema des Krankheitsbildes Diabetes mellitus zu beraten, z.B. Ernährung oder Bewegung oder Blutzuckerregulierung. Die Lehrkraft übernimmt dabei die Rolle des Lernbegleiters. Sie steht für Fragen bei den Beratungsgesprächen zur Verfügung und betreut die Gruppen eng.

Anschließend an das Beratungsgespräch wird eine kurze Reflexion der beiden Teammitglieder stattfinden. Der Ratsuchende äußert seine Meinung offen, was gut gelaufen ist und wo noch Optimierungsbedarf besteht oder Unklarheiten im Beratungsprozess aufgetreten sind.

Die Lehrkraft gibt dann nach fünf Minuten die Information die Rollen zu tauschen und das zweite Fallbeispiel zu lesen und sich ebenfalls einen Beratungsaspekt für diese Fallsituation zu überlegen. Dann hat der neu benannte Berater 20 Minuten Zeit um den Ratsuchenden zum Thema Diabetes mellitus aufzuklären. Auch an dieses Gespräch wird sich eine Reflexion anschließen, in der der jetzige Ratsuchende dem Berater ein Feedback über die vermittelten Inhalte und die Art und Weise seiner Gesprächsführung gibt.

Nach der Durchführung von den beiden Beratungsgesprächen finden sich alle Auszubildenden wieder im Plenum ein. Die Lehrkraft übernimmt wieder die Moderation. Die Auszubildenden sollen zur Ergebnissicherung ihre Erfahrungen in den einzelnen Rollen beschreiben. Was war gut? Wo gab es Probleme und Schwierigkeiten? Wo gab es noch Wissenslücken? Welche Konsequenzen aus den Gesprächen nehmen sie mit in ihr zukünftiges pflegerisches Berufsfeld?

Die Lehrkraft notiert die Meinungen, Äußerungen und Lösungsvorschläge auf einem Flipchart. Die Auszubildenden sollen hier noch einmal in einen Informationsaustausch kommen und über bestimmte Meinungen und Erfahrungen diskutieren und ihre ergänzen. Durch das Visualisieren auf dem Flipchart, wird ermöglicht, dass alle Lernenden denselben Wissensstand haben und ebenso Mitschriften oder Fotos des Flipcharts für ihre Unterlagen anfertigen können.

Im Abschluss wird die Lehrkraft eine kurze Zusammenfassung über die Unterrichtseinheit und einen Ausblick für die kommenden Unterrichtsstunden geben. Die Lehrkraft bedankt sich für die Mitarbeit der Auszubildenden, verabschiedet sich bei den Lernenden und entlässt diese in die Pause.

Literaturverzeichnis

Bundesgesundheitsministerium (2016): Ratgeber zur Prävention und Gesundheitsförderung. Verfügbar unter: https://www.bundesgesundheitsministerium.de/fileadmin/Dateien/Publikationen/Praevention/Broschueren/2016_BMG_Praevention_Ratgeber_web.pdf (gelesen am 26.06.2020).

Dennis, C. M. (2001): Dorothea Orem: Selbstpflege- und Selbstpflegedefizit-Theorie. Bern: Hans Huber.

Deutsches Diabetes Zentrum (2019): 2040: Bis zu 12 Mio. Menschen mit Tayp-2-Diabetes in Deutschland. Verfügbar unter: https://www.diabetologie-online.de/a/prognose-bis-zu-mio-menschen-mit-typ-diabetes-in-deutschland-1975125#:~:text=Mehr%20als%2010%20Millionen%20Menschen%20mit%20Diabetes%20in%202040&text=Das%20bedeutet%3A%20Im%20Jahr%202040,Typ%2D2%2D Diabetes%20zu. (gelesen am 24.06.2020).

Deutsche Diabetes Gesellschaft (2019): Deutscher Gesundheitsbericht Diabetes 2019. Die Bestandsaufnahme. Verfügbar unter: https://www.diabetologie-online.de/a/prognose-bis-zu-mio-menschen-mit-typ-diabetes-in-deutschland-1975125#:~:text=Mehr%20als%2010%20Millionen%20Menschen%20mit%20Diabetes%20in%202040&text=Das%20bedeutet%3A%20Im%20Jahr%202040,Typ%2D2%2D Diabetes%20zu. (gelesen am 26.06.2020).

Deutsche Diabetes Gesellschaft (2020): Deutscher Gesundheitsbericht 2020. Die Bestandsaufnahme. Verfügbar unter: https://www.deutsche-diabetes-gesellschaft.de/fileadmin/Redakteur/Stellungnahmen/Gesundheitspolitik/Gesundheitsbericht_2020.pdf (gelesen am 26.06.2020).

Deutsches Diabetes Zentrum (2019): Die Epidemiologie des Diabetes. Verfügbar unter: https://diabetesinformationsdienst.de/die-epidemiologie-des-diabetes/ (gelesen am 26.06.2020).

Evers. G. C. M. (1998): Die Selbstpflegedefizit-Theorie von Dorothea Orem. In: Osterbrink, J. (Hrsg.): Erster internationaler Pflegetheoriekongress Nürnberg. Bern: Hans Huber, S. 104-132.

Fawcett, J. (1998): Konzeptuelle Modell der Pflege im Überblick. Bern: Hans Huber.

Hodeck, K., Heitel, S., Trept, S., Uhlig, M., Carstensen, S., Schulze, G., Reuber-Menze, L., Vosseler, A., Assenheimer, B., Bahrmann, A., Ratzmann, A., Fanghänel, J., Pannek, J., Hartmann-Eisele, S., Woltmann, A., Övermöhle, B., Althaus, M. (2014): Pflege des älteren Diabetes-Patienten. In: Hodeck, K., Bahrmann, A. Pflegewissen Diabetes. Berlin: Springer. S.153-260.

Fiechter, V., Meier, M. (1998): Pflegeplanung. Eine Anleitung für die Praxis. Kassel: Recom.

International Diabetes Federation (2019): Diabetes facts&figures. Verfügbar unter: https://idf.org/aboutdiabetes/what-is-diabetes/facts-figures.html (gelesen am 27.06.2020).

Konzept zum Schulversuch. Generalistische Pflegeausbildung mit beruflichem Schwerpunkt in Bayern. Verfügbar unter: https://www.isb.bayern.de/download/15213/konzept_gen._pflegeausb._homepage_2012_04_02.pdf (gelesen am 25.06.2020).

Schaeffer, D., Moers, M., Steppe, H., Meleis, A. (2008): Pflegetheorien. Beispiele aus den USA. 2.ergänzte Auflage. Bern: Huber.

Sürth, D., Münch, G. (2013) Pflege bei Diagnostik und Therapie. In: Lehrbuch für Krankenpflege: Ein prinzip- und praxisorientiertes Arbeitsbuch. Berlin: Gruyter Co.

Anhang A: Fallsituation Frau Meier

Frau Meier ist 69 Jahre alt. Sie lebt allein in einer kleinen Eigentumswohnung im dritten Stock eines Mehrfamilienhauses. Frau Meier hat eine Tochter und zwei Enkelkinder, die ca. 400km entfernt wohnen.

Im Alter von 65 Jahren ist bei Frau Meier ein Diabetes mellitus Typ 2 festgestellt wurden, der anfangs mit oralen Antidiabetika behandelt wurde. Die orale Medikamentengabe ist aktuell nicht mehr ausreichend und sie wird auf eine konventionelle Insulintherapie mit morgens 10IE, mittags 8IE und abends 12 IE Mischinsulin eingestellt.

Frau Meier hat einen BMI-Wert von 18 und ihre letzten HbA1c-Werte lagen zwischen 9% und 10%.

Frau Meier hat zunehmend Probleme die Treppe zu ihrer Wohnung in den dritten Stock zu bewältigen. Öfter klagt sie über Schmerzen in den Beinen und an beiden Fersen hat sich eine dicke Hornhautschicht entwickelt.

Frau Meier hat zu ihren Nachbarn einen guten Kontakt, die ihr ab und an im Haushalt oder beim Einkaufen behilflich sind. Sie ist geistig sehr fit, führt regelmäßige Kaffeekränzchen mit ihren Freundinnen durch und unternimmt auch sehr gern Ausflüge. Frau Meier liebt es Kuchen zu backen und isst besonders gern Sahnetorten und Mehlspeisen.

Frau Meier kommt zu ihnen in die Klinik, da sie sich seit Wochen nicht ganz wohl fühlt und klagt immer wieder über Schwindel und ein Schwächegefühl. Sie messen bei der Aufnahme den Blutzucker von Frau Meier. Die Blutzuckermessung ergibt einen Blutzucker von 210mg/d. Der Blutdruck beträgt 155/90mmHg am rechten Arm und 165/90mmHg am linken Arm.

Aufgabenstellung:

1. Lesen Sie das Fallbeispiel. Einer nimmt die Rolle des Ratsuchenden (PatientIn) und der andere die des Beraters (Pflegefachkraft) ein. Führen Sie zum vorgegebenen Fallbeispiel zu den Themen Ernährung oder Bewegung oder Blutzuckerregulierung ein Beratungsgespräch als Rollenspiel durch.

2. Reflektieren Sie anschließend, welche Aspekte waren gut? Wo gab es Schwierigkeiten? Was müssen wir in unserem pflegerischen Alltag in Bezug auf Beratung zukünftig beachten? Wo benötigen wir noch Unterstützung?

Anhang B: Fallsituation Herr Berger

Herr Berger ist 70 Jahre alt und lebt mit seiner Frau in einem Einfamilienhaus mit einem großen Garten. Herr Berger ist seit 15 Jahren Diabetiker und wird tagsüber mit einem Mischinsulin und zur Nacht mit einem Langzeitinsulin behandelt, welche er sich selbständig mit einem Insulin-Pen verabreicht. In der letzten Zeit ist es bei Herrn Berger mehrmals zu Stoffwechselentgleisungen und starken BZ-Schwankungen gekommen, die er sich nicht erklären kann.

Als seine Frau an einem Sonntagnachmittag Herrn Berger zu Kaffee und Kuchen im Haus sucht, findet sie ihn verwirrt, unruhig und desorientiert vor in seinem Schaukelstuhl vor und ruft den Notarzt.

Herr Berger hat zwar einen großen Garten, überlässt die Gartenarbeit lieber seiner Frau. Als junger Erwachsener haben er und seine Frau viel Sport getrieben, waren Fahrrad und Boot fahren mit den Kindern, wandern in den Bergen und haben viele Ausflüge gemacht. Seit Herr Berger seinen Diabetes mellitus diagnostiziert bekommen hat, leidet er immer öfter an Schmerzen in den Beinen und Sensibilitätsstörungen in den Händen.

Im Aufnahmegespräch im Krankenhaus ermitteln Sie ein starkes Übergewicht mit einem BMI von 32 bei Herrn Berger. Die Blutzuckermessung ergibt einen Blutzucker von 418mg/dl. Der Blutdruck beträgt 185/100mmHg am rechten Arm und 180/100mmHg am linken Arm. In der Blutanalyse ergibt sich ein HbA1c-Wert von 12% und erhöhte Fettstoffwechselwerte. Im weiteren Gespräch erfahren sie von seiner Ehefrau, dass er ein großer Fan von Süßspeisen und Schokolade ist.

Aufgabenstellung:

1. Lesen Sie das Fallbeispiel. Einer nimmt die Rolle des Ratsuchenden (PatientIn) und der andere die des Beraters (Pflegefachkraft) ein. Führen Sie zum vorgegebenen Fallbeispiel zu den Themen Ernährung oder Bewegung oder Blutzuckerregulierung ein Beratungsgespräch als Rollenspiel durch.

2. Reflektieren Sie anschließend, welche Aspekte waren gut? Wo gab es Schwierigkeiten? Was müssen wir in unserem pflegerischen Alltag in Bezug auf Beratung zukünftig beachten? Wo benötigen wir noch Unterstützung?

BEI GRIN MACHT SICH IHR WISSEN BEZAHLT

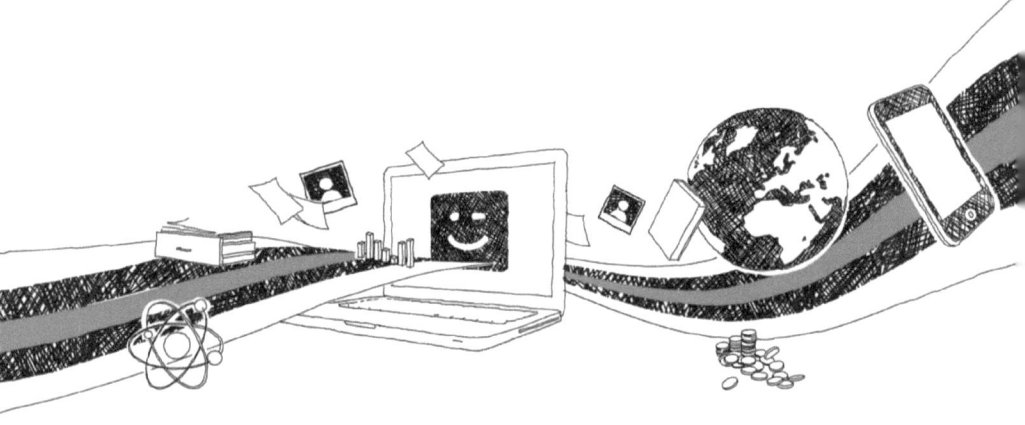

- Wir veröffentlichen Ihre Hausarbeit,
  Bachelor- und Masterarbeit

- Ihr eigenes eBook und Buch -
  weltweit in allen wichtigen Shops

- Verdienen Sie an jedem Verkauf

Jetzt bei www.GRIN.com hochladen
und kostenlos publizieren